천지가 진동할
이부경교수 30년 연구의 결실

당뇨병을
정복하라!

(이치료법은 노벨상 감)

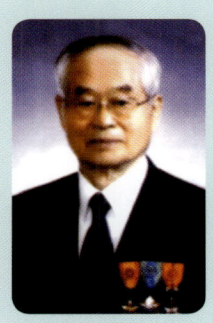

이 부 경 교수

저자 약력
- 서울대학교 농과대학
- 육군 제2병참단 본부중대장
- 농림부, 전매청 간부 30년
- 청주교대 초빙교수
- 국제 자연 치유학회 교수
- 농촌진흥청 교육원 전임 건강강사
- 한라 한방병원 상임고문
- BK 생명과학 연구원장
- 당뇨병 고혈압 치료법 연구개발
- 멀칭재배법 개발보급, 가을감자 개발 조급
- 담배꽁초로는 산불 안 난다 시험 발표
- 치매 우울증 방지 절대가능

당뇨병 강의 실적
- 미국 중국 일본 브라질
- 필리핀 대만 홍콩
- 농림부 농촌진흥청 환경부 농협
- 능률협회 주부교실 각급교회 대학
- KBS MBC SBS 등 600여회

주요 상훈
- 녹조근 정훈장
- 철탑산업훈장
- 녹조근정포장
- 국무총리상(2회)
- 총무처장관상
- 농림부장관상
- 전매청장실
- 인간 상록수 추대

주요저서
- 건강혁명, 건강박사
- 당뇨병 없는 세상만들기
- 당뇨대란을 막아라
- 불치병 없는 세상
- 내 사전에 불치병이 없다 Ⅱ
- 치매 우울증을 정복하라
- 자살은 이렇게막아라, 시집
- 비공(비염)크리나, 허리병 치료법 협착증
- 기미 여드름 화장독 치료법
- 네 조국과 너자신을 위해 신명을 바쳐라

이부경의 당뇨병, 고혈압 퇴치 강의 실적
- 국내 초청 – KBS, MBC, SBS, 농림부, 환경부,
  전매공사(현, KT&G), 농협, 능률협회, 농촌진흥청, 공무원교육원
  새마을 연수원, 고려대학교 국제대학원, 청주대학교, 국제자연치유학회
  부산일보 등 수백 회...
- 해외 초청 – 미국, 일본, 중국, 브라질, 필리핀, 대만, 홍콩, 초청 강연
- 건강 칼럼 – 교회연합신문, 한국교회신보, 월간목회, 자연과 건강,
  농협새농민지, 한국발명저널, 시사매거진, 뉴스메이커, 코스닥데일 등...

당뇨병을 정복하라!

당뇨병은 이제 병도 아니다

노벨상감의 **당뇨치료법**

너는 네 조국과 너 자신을 위해
신명을 바쳐라!

당뇨병을 정복하라!

머리말

1. 당뇨병 못고치는 바보들!

우리 주변에는 건강 문맹자가 너무나 많고 특히 당뇨병 환자가 급격히 늘어만가고 있다. 우리가 일생동안 한글을 한 시간도 안 배웠다면 문맹이듯이 일생동한 건강학에 관하여 한 시간도 배운 바 없다면 건강에 관한 문맹일 수 밖에 없다.

당뇨병 환자들이 십수년간씩 앓고 있으면서 저 자신이 왜 당뇨병에 걸렸는지 또 무었때문에 당뇨병으로 고생하고 있는지 조차 모르면서 막연히 당뇨병은 불치병으로 인식하여 고통받는 바보들이다.

불치병을 만들어 놓고있는 현대의학을 제쳐놓고 필자는 당뇨병 없는 세상 만들기에 30여년 연구결과를 바탕으로 끊임없는 노력과 활동을 전개하고 있고 앞으로도 인류의 행복과 무병장수를 위해 당뇨병 없는 세상을 만들어 가기로 지혜와 정성을 다 하고자 한다.

2. 새벽에 텐트 쳐지는 기쁨

"박사님의 당뇨병 치료 원리대로 홍삼엑기스를 열심히 복용하고 보니 당뇨병이 완전 치료가 되었는데 그 여파로 최근 새벽잠을 못자는 부작용이 생겼어요" 이것은 어느 특수 기관장이 귓속말로 나에게 전해준 재치 있는 한 마디였다.

실제 당뇨병이 생기면 남녀 간에 성기능이 완전 상실된다. 이 기관장도 그런 당뇨병의 한분이었는데 "당뇨병이 낫고 보니 성기능이 완전 회복되어 새벽 팬티에 텐트 쳐지는 기쁨까지 생겼다."는 감격적인 소식이었다. 이 기관장 뿐만이 아니고 당뇨병에 걸리면 인생 최고의 본태성 기능을 상실하게 된다.

나는 홍삼엑기스의 효능을 활용하여 당뇨병 환자의 건강은 물론 성기능 회복까지 선물 해 주는 보람을 느끼며 이책을 내보낸다.

: 차례

머리말 ……………………………………………………………… 6~7

1. 천지가 진동할 당뇨 퇴치론 …………………………………… 9

2. 당뇨 치료법 홍수시대 ………………………………………… 12

3. 왜 당뇨병을 못 고치고 있나 ………………………………… 14

4. 당뇨병의 진정한 원인 ………………………………………… 16

5. 당뇨병은 이렇게 고친다 ……………………………………… 18

6. 홍삼엑기스 복용방법 ………………………………………… 20

7. 홍삼엑기스는 사포닌의 보고 ………………………………… 22

8. 당뇨병과 병발증……………………………………………… 24

9. 당뇨 재발을 막기 위한 필수요건 …………………………… 26

10. 당뇨 학회장의 당뇨병 ……………………………………… 28

11. 어느 한의사의 당뇨병 치료론 ……………………………… 32

12. 인삼의 잘못된 인식 ………………………………………… 36

13. 당뇨환자가 주의해야 할 사항 ……………………………… 39

14. 잘못된 의료법을 격파하라 ………………………………… 42

15. 일본 당뇨병 권위자의 헛소리 ……………………………… 43

16. 체험사례 ……………………………………………………… 49

17. 중국의 국가부주석 조남기 장군의 사진 …………………… 58

18. 한국인간 상록수 이부경 …………………………………… 60

19. 내 사전에 불치병이 없다 II ………………………………… 62

20. 국내 일간지의 당뇨병 기사……………………………………… 63

01 천지가 진동할 당뇨 퇴치론

　나는 당뇨병이 현대 의학에서 해결 못하는 불치병이란 사실을 알고 여러 해 동안 나의 자비로 독자적인 연구를 하여왔다.

　모든 질병이 다 그러하지만 당뇨도 정확한 원인을 찾아내야 하는 것이다.

　내가 찾아낸 원인은 천지가 진동할 충격적인 사실이다.

　전세계의 의료계가 주장하고 있는 원인을 완전히 뒤집고 새로운 사실을 밝혀냈으니 그럴 수밖에 없다.

　정확히 원인을 찾아냈으니 자연히 그 치료법도 밝혀지게 된 것이다. 나는 이 사실을 1990년 5월 31일 발표하였는데 이때 조선일보를 비롯한 국내의 22개 일간지에서 일제히 보도되어 큰 반향을 불러 일으켰다.

　한편 그 신문 보도로 충격을 받은 의료계의 비난도 많았으나 그런 중에서도 모 지역의 의사 협회장은 그 발표한 내용대로 치료를 해보니 꼭 2개월 만에 퇴치가 되었다며 나에게 감사의 뜻을 전해 오기도 했다.

그리고 유명한 나의 은사 류(서울농대교수)의 10여년 간 묵은 당뇨병도 3개월 만에 퇴치가 되게 하였고 이어 전 문교부 장관이었던 민 모씨의 30년 된 당뇨병도 3개월 만에 치료가 되게 하였고 중국의 전 국가부주석 조남기 장군의 당뇨병도 꼭 3개월 만에 퇴치가 되게 도와드린 일도 있다.(p58 사진 참조)

나의 연구결과를 발표한 당시에는 대개 3~4개월 만에 퇴치가 되는 신나는 결과를 얻었으나 세월이 지난 현재에 이르러서는 5~6개월 걸려 치료되는 사례도 많이 나타나 게 되었고 극히 드물게는 1년만에 치료과 식생활의 사례 도 있게 되었다.

또 젊은층에서는 치료가 비교적 빨리 되나 노령에 이를 수록 치료가 늦어지는 경우도 있게되었다. 이렇게 치료기 간의 차이가있는 것은 병세 또는 췌장과 식생활의 차이에 서 오는 경우로 보이며 이것은 앞으로 더 연구해야 할 가 치가 있는 사항이다.

이와같이 지지부진한 사례가 있다해서 실망하고 접어

둔다면 당뇨병으로 고생하다가 생명을 잃어가게되는 것이다 그런 안타까운 생각이 들어 계속 서울을 비롯한 지방 또는 여러기간, 단체와 외국의 초청을 받아 강의를 하면서 많은 찬사를 받고 있기도 하다.

지금 시중에는 당뇨병 치료법이 홍수같이 쏟아져 나와 있는데 그와 같이 많다는 것은 특효법이 없다는 증거이고, 그런 엉터리 치료법이 판을치며 속이고 있기때문이다.

당뇨병의 진정한 원인도 모르면서 치료한다는 것은 모두 엉터리임을 알아야 한다. 국민의 건강은 바로 국력이라는 면에서 볼 때 나의 당뇨병 연구 결과는 국력에 이바지 하게될 기쁨이 넘친다.

세상에는 당뇨병 치료법이 홍수처럼 쏟아져 나와있다. 그럼에도 당뇨병은 날로날로 증가하여 당뇨 대란시대가 되고 있다.엉터리 원인론과 치료법이 난무하고 있기 때문이다.

질병 치료에는 진실과 확신성이 있어야 한다. 진실이 없다면 당뇨병은 영영 불치병으로 남게 되는 것이다.

당뇨병은 이제 고쳐지는 병이다 !

30여 년간 연구 끝에
당뇨병의 진정한 원인과
치료법을 발표한 바 있다.

이 진실한 원인론과 치료법을 알게 되면 확실히 "당뇨병 없는 세상"을 만들어 가게 될 것이다.

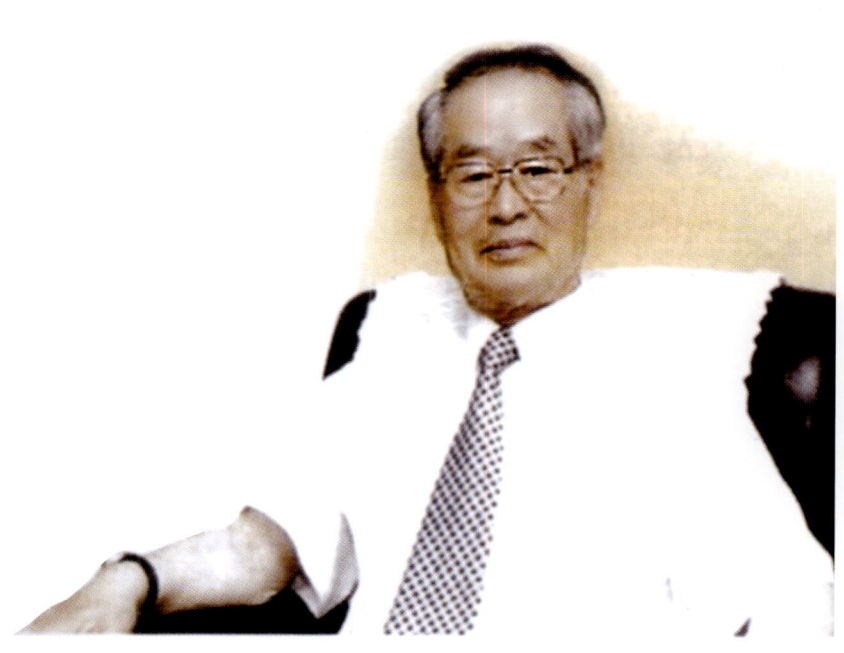

03 왜 당뇨병을 못 고치고 있나 ?

■ 당뇨병의 원인부터 잘못 알고 있기 때문이다.

수많은 당뇨병 환자들조차 십 수년간씩 당뇨병을 앓고 있으면서도, 자신이 왜 당뇨병에 걸렸는지 원인조차 모르고 있는 실정이며,

당뇨병은 유전병, 스트레스, 과로, 흡연, 비만, 운동 부족, 음주 등이라는 엉뚱한 생각을 하고 있다.

우리는 지금까지 "당뇨병은 불치병"으로 인식하여 고통을 받아 오고 있다. 당뇨병을 고치기 위해서는 정확한 원인부터 알아야 하며, 우리가 현재까지 알고 있는 잘못된 이론을 버려야 한다.

원인을 알면 당뇨병으로 부터 벗어나 건강한 삶을 되찾을 수 있다.

■ 왜 당뇨병을 못고치고 있는가?

- 우리가 당뇨병을 불치병이라고 하는 것은 진정한 원인을 알지 못하여 그 치료 방법을 모르기 때문이다.
- 현대 의학은 확실한 당뇨병의 원인을 모르고 있다. 원인을 모르면서 빗나간 치료 법을 무시 하고 있으니 불치병이 될 수 밖에 없다.
- 자연요법이나 민간요법이 나오면 의료계와 보건복지부는 검증이 안 된 것이라며 묵살하고 있는데 그렇다면 불치병을 만들고 있는 의사들의 당뇨병 원인론과 치료법은 검증된 것인가?

  검증된 것이라면 왜 당뇨병 500만 시대를 코앞에 만들어 놓았는가?

  규칙적인 운동이 당뇨병 치료법이라 하나 이는 일시적인 효과일뿐 전혀 효과 없는 현대의학의 비과학인 설명이다.

04 당뇨병을 진정한 원인 ?

현대 의학의 원인론 과 필자의 원인론과의 비교

현대 의학의 원인론	필자가 밝혀낸 원인
1. 유전병 2. 스트레스 3. 운동부족 4. 과로 5. Virus 6. 환경적 요인 7. 설탕 과다섭취 8. 랑게르한스섬의 파괴 9. 임신성 10. 술, 담배	**당뇨병의 진정한 원인은 하나!** **동물성 식품의 과다섭취로 인슐린 샘구멍이 막혀 있기 때문이다.** ※당뇨환자는 이원리를 알아야 만 당뇨병으로 부터 벗어날 수 있다.

■ 필자가 밝혀낸 당뇨병의 진정한 원인

동물성 식품의 과다섭취가 원인으로
동물성 지방질이 췌장에 집적되어
췌장의 인슐린 분비 샘(랑게르한스섬)을
막았기 때문이다.

Tip. 우리 눈에는 눈물을 분비하는 눈물샘이 있고,
혀에는 침을 분비하는 침샘이 있다.
마찬가지로 췌장에는 인슐린을 분비하는 샘 즉
랑게르한스섬의 β세포가 약 200만개 정도 있는데,
여기서 인슐린이 분비되어 혈당을 조절한다.

※ 랑게르한스섬

1869년 캐나다의 내과의사 랑게르한스에 의해 발견된
세포로 구성된 세포군(群)으로 세포가 모여서 섬(島)처럼
보이는 내분비 조직이다.
글루카곤, 인슐린 등의 호르몬을 필요한 양 만큼 혈액 속
으로 분비되어 체내의 혈당이 조절된다.

05 당뇨병을 이렇게 고친다 ?

동물성 식품 과다 섭취로 막혀있는 췌장의 인슐린 샘구멍을

뚫어준다 !

무엇으로? 어떻게... 뚫어주나?

먹는 비누성분 (사포닌)을 먹는다.

세척되면 인슐린 샘구멍이 뚫려 인슐린이 다시 분비 되어 나온다. 인슐린이 분비되면 혈당이 조절된다.

즉, 손에 기름기가 묻으면 비누로 손을 씻듯이 췌장의 굳은 동물성 지방질은 사포닌(Saponin-비누 성분이라는 뜻)을 먹으면 췌장내의 기름기가 세척이 되어 나간다.

여기에 홍삼 엑기스의 Pyrogroltamin과Adenosin 성분이 가세하여 인슐린 분비를 촉진한다. 이 간단한 원리를 믿으면 퇴치가 되나 안 믿으면 당뇨병의 밥이 되고 만다.

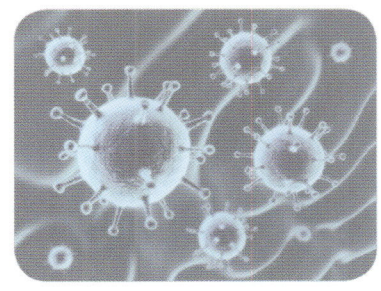

사포닌(Saponin)이란?

Saponin은 희랍어로 비누(Sapona)라는 뜻에서 유래되었는데, 일반적으로 사포닌 성분은 물의 표면장력을 낮추므로 쉽게 거품을 낸다. 즉 사포닌이 인체어 들어간 혈관을 비롯한 인체의 각 기관을 비누로 씻어 준다고 하면 쉽게 사포닌 효능을 이해 할 수 있을 것이다.

06 홍삼엑기스 복용방법

■ 홍삼엑기스 섭취방법

▽ 1회에 5g씩, 1일 5회, 1일 25g 섭취

1. 일단 섭취한 엑기스는 우리 몸 안에서 3시간 밖에 작용하지 않는다.

2. 잠자는 시간을 뺀 15시간 동안 엑기스의 세척작용이 유지되어 순환 되어야 한다. 이렇게 섭취하면 보통 3~4개월이면 인슐린이 제대로 분비되나 오래 가는 경우는 각 사람과 병세에 따라 5~6개월만에 분비되는 경우도 있으나 어쨌든 퇴치가 가능하다.

[입에 직접 짜 넣어서 삼킨다]

홍삼엑기스를 물에 타먹는 방법도 있으나 그것보다 입안의 침 으로 삼키는 경우가 편리하고 효과적이다.(체내에 흡수가 빠르고 효과적이다)

[동물성 식품 섭취 금지]

1. 홍삼엑기스 섭취 중에는 동물성 식품은 일절 금한다.
2. 이 기준을 지키지 않으면 10년을 섭취해도 효과가 없다.

[고농축 사포닌 섭취]

일반적인 홍삼보다 고농축된 사포닌이 함유되어 있고 그 중에 *Pyrogroltamin과 * Adenosin이 풍부한 홍삼엑기스를 섭취하는 것이 더욱 효과적이다.

필자는 기존의 홍삼엑기스보다 사포닌이 풍부Pyrogroltamin과 Adenosin이 풍부한 홍삼엑기스를 권장하고 있다. 그러나 각 개개인의 혈당에 따라 섭취방법이 조금씩 다를 수 있으니 정확하게 알고 섭취하는 것이 중요하다.

07 홍삼엑기스는 사포닌의 보고 (saponin의 寶庫)

■ 우리나라에 분포되어 있는 식물종 160종에 사포닌(Saponin)이 함유되어 있으나 그중에 우리 인삼에 가장많이 함유되어 있다.

그중 홍삼엑기스에 가장 많이 함유되어 있다.
그러므로 홍삼엑기스를 섭취해야만 췌장이 세척된다.

사포닌은 체질에 따라 안 맞는다는 풍문이 있으나 체질에 관계 없이 누구나 섭취할 수 있다.

※ 시중에 엉터리 제품이 만연되여 있으니 꼭 품질과 회사의 선택에 신중을 기하여야 한다.

※ 홍삼엑기스

홍삼에서 추출하여 농축시킨 가공품을 홍삼 엑기스라 한다. 일반적으로 집에서 다린 홍삼액보다 그 유효성분(사포닌)이 높은 고농축 홍삼엑기스를 섭취해야 큰 효과를 볼 수 있다.

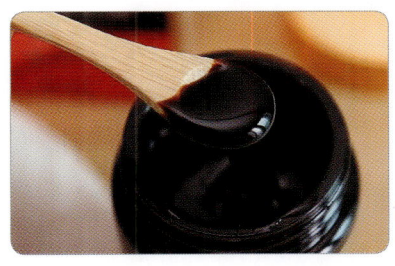

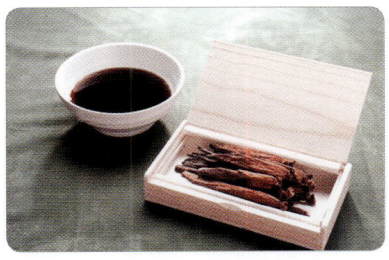

08 당뇨병과 병발증

당뇨병과 병발증의 모시도

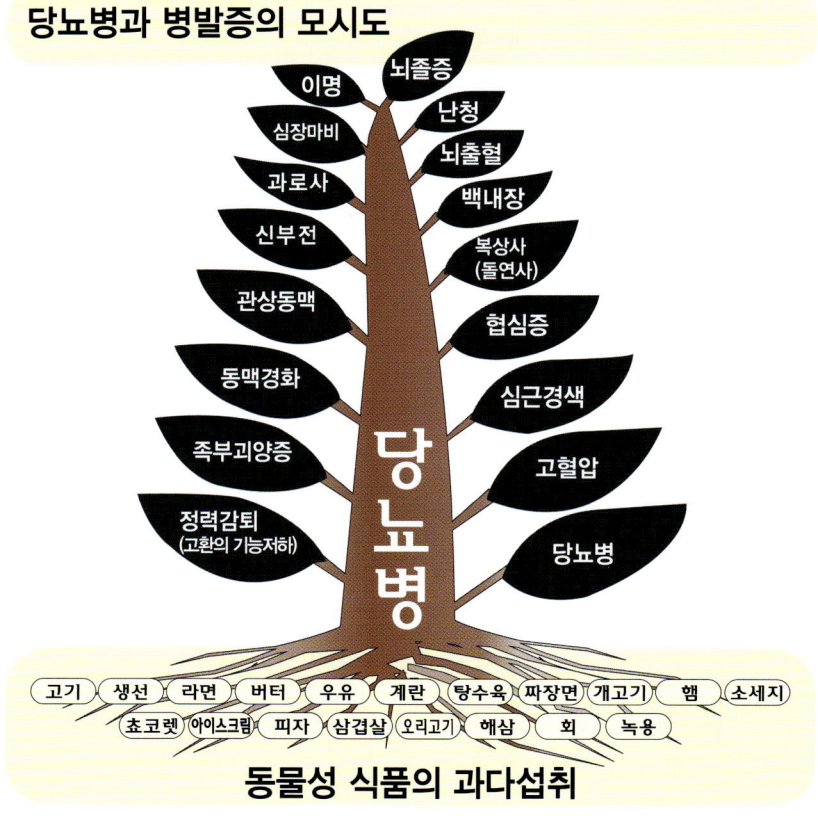

뇌졸증
이명
난청
심장마비
뇌출혈
과로사
백내장
신부전
복상사
(돌연사)
관상동맥
협심증
동맥경화
심근경색
족부괴양증
고혈압
정력감퇴
(고환의 기능저하)
당뇨병

당뇨병

고기 생선 라면 버터 우유 계란 탕수육 짜장면 개고기 햄 소세지
초코렛 아이스크림 피자 삼겹살 오리고기 해삼 회 녹용

동물성 식품의 과다섭취

당뇨병이 생기면 덩달아 생기는 순환기 질병이 더 무섭다고 하는데 이를 일반적으로 합병증으로 알고 있다. 그러나 이는 병발증이라 해야 옳다.

병발증

같은 순환기 계통과는 전혀 다른 이질적인 질병

당뇨병이 생기면 같은 순환기 질환으로 동질 선상에서 생기는 질병 즉 고혈압, 동맥경화, 심근경색, 협심증, 관상동맥, 뇌졸증, 뇌일혈, 심장마비, 백내장, 신부전, 족부괴양, 난청, 이명, 과로사등... 이것을 병발증이라 한다.

합병증

같은 순환기 계통과는 전혀 다른 이질적인 질병

당뇨병에 무릎병, 관절염, 허리디스크, 아토피성 피부염, 알레르기성 체질, 녹내장, 발톱병, 두통, 어지러움, 치매, 우울증, 만성피로와 무기력증 등은 당뇨병과 근본 기질이 전혀 다른 이질적인 병으로서 당뇨병과는 전혀 관계 없는 질병들이 생길 때 이것을 합병증이라 하는 것이다.

09 당뇨 재발을 막기 위한 필수요건

■ 당뇨 재발을 막기 위한 필수 지침

1. 당뇨치료 후 동물성 식품을 다시 과다 섭취하면 재발이 된다.

2. 따라서 혈당이 정상 수치로 내려 온 후에는 동물성 식품을 적게 먹어야 한다.

3. 생선도 고기임에는 틀림이 없다.(물고기)

4. 고기류(단백질)는 우리 몸에 들어가면 모두 지방질로 전환 되기 때문에 기름이 아닌 살고기도 기름과 똑 같다.

5. 불포화성 지방질이란 개고기 오리고기 등푸른 생선도 일반 고기와 똑 같다.

재발 가능성 여부는 앞서의 내용을 숙지하고 실천하면

재발 가능성이 없으니 동물성 식품을 다시

과다섭취 하면 재발이 된다.

당뇨병은 보통 3~4개월이면 인슐린이 제대로 분비되나 오래가는 경우는 사람이나 병세에 따라 5~6개월 만에 정상 분비 되는 경우도 있으니 위내용을 실천해야 한다.

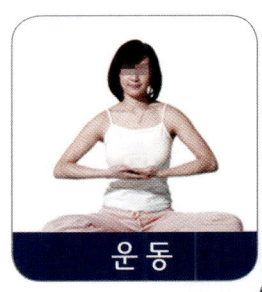

운 동

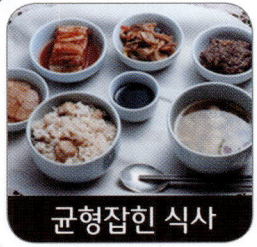

균형잡힌 식사

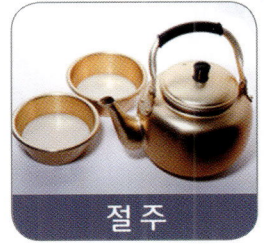

절 주

10 당뇨 학회장의 당뇨병

동아일보(2007. 5. 21)의 Plus건강란에 한일 당뇨병 학회장인 G모 교수의 당뇨병에 관한 기사가 전면에 실렸다. G교수는 모 의과대학의 내분비 내과 교수 겸 당뇨병 전문 병원장이라고 소개되어 나왔다. 그런데 이상한 것은 세계적인 당뇨병 전문의가 당뇨병에 걸려 있다는 것이다.

당뇨병에 걸려있는 의사가 당뇨병 환자들을 하루 90명씩 진료를 하고 있다 하니 참으로 코미디 같은 일이 아닌가 한다.

이 신문을 읽고 어느 독자는 "자기 병도 못 고치면서 다름사람의 당뇨병을 고치려 한다" 는 것이 넌센스가 아닌가 하며 현대의학의 무능을 성토했다. 이런 교수가 그 제자들에게 어떻게 당뇨병에 관한 교육을 시키고 있는지 의심스럽다는 비판도 곁들였다.

G교수는 얼마전 한일 당뇨학회 참석하기 위하여 일본 도쿄의 한 호텔에 머물러 있을 때 어느 날 아침 자고 일어나니 갑자기 치아 3개가 우수수 빠지기에 깜짝 놀라 직감적으로 당뇨병이 아닌가 하여 혈당 측정을 해 보니 공복이었는데 무려 270이 넘었다는 것이다. 혈당치가 270이면 대단히 높은 것으로 당뇨병의 중환자에 속한다. 이렇게 되기까지 G교수는 자기의 당뇨병을 전혀 감지하지 못하고 있었다고 한다.

　　매년 건강진단을 받기는 했지만 당뇨병이 있다는 사실을 눈치채지 못했다는 것. 다만 평소에 손, 발이 저리고 피부도 거칠고 가려워서 잠을 잘 못자는 말초신경 장애가 있어 혹시 당뇨병이 아닌가 하는 정도였다는 것이다.

　　G교수는 모 의대 병원장, 대한 당뇨병학회 이사장 등 공직 직함만 무려 4개를 가지고 왕성한 활동을 하고 있어 집에서 저녁 식사를 한는 때가 1년에 설날과 추석명절의 딱 이틀뿐이었다고 하니 매일 외식만을 하고 있었다는 사실이다. 그렇다면 그 외식은 어떤 것이었을까? 말할 것도 없이 고기, 생선 등 동물성 식품임에 틀림없다. G교수는 이런 식생활 속에서 과식과 술을 많아 마셨고 스트레스도 많이 받았을 것이다.

툭하면 지방으로, 외국으로 출장을 다녀 잠이 턱없이 부족 했고 주말에도 사람을 만나기에 바빠 한 마디로 과로한 생활이 당뇨병을 부른 것이라 했다. 또 주말에 해외 학회에 참석했다가 새벽 비행기로 도착해 월요일 아침 병원장으로서 회의를 주재하는 등 '잠이 부족 했던 것이 결정적인 원인인 것같았다'며 이렇게 몸이 만신창이가 되도록 혹사하니 고혈압, 지방간 등이 동시에 왔다" 고도했다.

그러면서 당뇨병의 주요인자는 유전적 요인과 불규칙한 생활에 감기 바이러스의 일부가 췌장에 남아 있다가 20~30년이 지난 후에 당뇨병을 일으키기도 한 것 같다고 하였다. 그리고 그는 당뇨병을 치료하기 위하여 여러 가지 대외 직함을 정리해 나가야겠다고 하며 술잔도 들었다 놓기만 하고 즐기고 좋아한 담배도 끊겠다고 하였다. 그리고 운동도 열심히 하고 하루10Km를 뛰고 해외 출장시는 호텔 주위를 40분 정도 뛰고 있다고 했다.

그러나 실제 당뇨병의 원인은 G교수가 말하는 과로, 스트레스, 수면부족, 유전적 소인, 운동부족, virus, 불규칙적인 생활습관 등이 아니다. 이런 원인론과는 전혀 관계가 없는 것이다. 모든 질병의 원인이 하나이듯이 당뇨병의 원인도 단 한가지라야 옳다. 이것은 G교수의 말대로 여러 가

지를 나열해 놓고 있다면 진정한 당뇨병의 원인을 모르고
있다는 증거인 것이다.

**당뇨병의 진정한 원인은 췌장의 인슐린이 분비
되는 랑게르한스섬의 베타세포가 막혀 인슐린 분
비가 안되 는것 그 한가지 이다.**

운동부족이 당뇨병 원인이 아니다.
인슐린 분비샘이 막히는 원인은 운동부족도 과로도 수
면 부족도 아니다. 또 운동을 하면 당뇨병이 치료되는 것
도 아니다. 우리주변에 당뇨병 환자가 수 없이 많다 그
분들은 모두가 운동부족이 원인이고 운동하면 치료가 되
는 것으로 알고 있다. 착각도 이만저만한 것이 아니다. 실
제 의과대학 교수들이 그렇게 가르치고있으니 당뇨병 환
자들로서야 그리 믿지 않을 수 없다.
다만 인슐린 샘구멍이 막히는 것은 동물성 식품의 과다
섭취에 있는 것이니 평소 동물성 식품의 과다섭취를 억제
하는 것이 당뇨병 예방의 철칙인 것이다.

11 어느 한의사의 당뇨병 치료론

"당뇨병은 체내의 열로 인체의 진액이 말라가는 현상이며 이는 식생활의 서구화와 운동부족이 그 원인이다"
이것은 어느 한의사 'KTX 메거진'에 기고한 글의 첫머리에 써 있는 설명이다.

'KTX 메거진'은 우리나라 최고급 고속열차의 승객을 위하여 비치되어 있는 잡지로써 승객의 건강에 기여하려는 뜻에서 한의사 중에서 이름난 사람을 뽑아 글을 청탁하여 쓰게 한 것으로 믿어진다. 설명할 것 없이 KTX는 국가 기관이기 때문에 이 열차 안에 비치되어 있는 잡지는 고도의 신뢰성이 있다고 믿어지는 것임으로 한의사가 쓴 당뇨병의 설명도 고도의 신뢰성이 있다고 믿겨져 승객들은 이 글을 진지하게 읽었을 것임은 설명의 여지가 없다.

그러나 나는 이글의 첫 줄 부터 이 한의사의 무식에 충격을 받았다. 현대 의학에서는 동서를 막론하고 "당뇨병의 원인은 체내의 인슐린 부족이 원인이일라고 합창"을 하고 있는데 한의학 에서는 인슐린 문제는 전혀 언급없이 체내의 진액이 말라서 발생했다 하니 양방과 한방의 당뇨병의 원인론이 하늘과 땅차이로 나타나 있다.

그러니까 한의사들은 500여년 전에 쓰여진 동의보감에 나오는 소갈증을 당뇨병이라 하고 당뇨병의 특징이 "목이 마르고 갈증이 나는 증상인데 이것은 인체의 진액이 말라서 그렇다"는 빗나간 원인론을 공식화 한 것 같다.

실제 한의사의 말대로 인체의 진액이 말랐다면 그 원인은 무엇이고 진액은 체내의 수분인지 혈액인지 아니면 내분미액인지 구체적인 설명이 있어야 한다. 다만 소갈병은 내부 열이 항진되어 진액을 줄이는 병이라 부연 설명을 했는데 내부 열이란 또 무엇인지 확실히 설명이 없다.

인체의 온도는 37도가 정온이나 그 외에 다른 온도가 있는 듯한 이상한 발언인데 그렇다면 그 온도는 몇 도이며 어느 기관의 온도가 그저 높은 것인지 밝혀뇌야 설득력이 있고 과학적인 설명이라 인정을 받게 된다.

물론 한의학은 그 원조가 동의보감이고 지금도 한의학은 동의보감을 경전으로 믿고 거기에 줄을 대고 있다. 이

미 다 알고 있는 일이지만 동의보감은 5백년 전의 비 과학 시대에쓰여진 의서이기 때문에 현대 과학 시대의 이론과는 천지 만큼의 차이가 있다. 이런 비 과학적 의서에서 배운 한의술이니 비 과학적인 설명을 할 수 밖에 없다는 것은 이해가 간다. 그러나 그런 케케묵은 이론을 현대병의 예방과 치료에 적용하여 설명한다는 것이 얼마나 잘 못 된 일인지 생각해 볼 일 이다.

현대 의학에서는 당뇨병의 원인을 체장에서 인슐린 분비가 안되기 때문이라고 말하고 있는데 한의학 측에서는 체내의 열로 진액이 말라가는 현상이라고 전혀 다른 말을 하고 있으면서 그 치료는 채식과 함께 운동을 하여 혈액에 쌓이는 열을 내리게 하면 치료가 된다고 하였다. 여기서 채식을 하 라는 것은 긍정적이나 운동을 해서 당뇨병을 고치다는 것은 터무니 없는 말이이다.

당뇨병은 운동으로 고친다는 것은 양방 의사들이 줄기차게 떠들어대는 말 임으로 이 한의사도 그 주장에 동조하는 듯한데 '진액이 말라붙어 생긴다는 조갈증'에 운동을 하면 진액은 더 쫄아드는 것이 아닐까.

현대 의학의 주장을 그대로 흉내내며 한의학을 그 대열에 슬그머니 줄서게 한 것 같아 마음이간지럽다.

한편 며칠 전 새벽의 출근 길에 MBC 라디오의 건강방송에서 어느 한의사 가 '당뇨병에 관한 중대한 설명을 하겠다'면서 오늘 아침에 내가 설명드리는 이 말씀은 꼭 믿고 실천하면 당뇨병은 절대로 예방과 치료가 된다'고 자신있게 말했다. 그래서 나는 깊은 관심을 가지고 들어보니 진액 얘기는 한마디 없이 절대로 먹지 말라는 것 뿐이었다.

'설탕은 당뇨병의 주범이기 때문에 설탕을 절제하면 당뇨병은 절대로 걱정 할 필요가 없다'고 하였다. 의사들이 이런 엉터리 소리를 하고 있으니 우리나라가 당뇨병에 의한 사망률이 OECD 회원국 중 최고라는 발표가 있게 된 것이고 지금 당뇨병 환자가 약400만 이라는 당뇨 대란의 수령에 빠져있는 것이다.

KTX나 MBC는 우리나라 최고 수준의 대표적인 공공기관 이다. 그런 기관에서 발행하는 잡지나 방송에서 이와 같은 엉터리 건강론을 펼쳐 국민 건강에 혼란을 야기시키고 있다는 것은 안타까운 일이다.

이런 엉터리 건강론을 무차별적으로 소리만 높이게 된다면 국민의 건강은 절망상태가 되는 것이다. 우리의 건강을 확보하려면 이런 한의사 같은 무식은 하루속히 퇴출되어야 한다.

12 인삼의 잘못된 인식

■ 인삼이 맞고 안 맞는 체질 ?

1990년 5월 31일 홍삼엑기스로 당뇨병을 고친다는 연구결과를 발표하고 나니 그 날 부터 엄청난 질문이 쏟아져 나왔다. 인삼이 체질에 맞는 사람과 안 맞는 사람이 있는데 안 맞는 사람은 어떻게 해야 되느냐는 것이다.

인삼이 안 맞는 사람은 한방 의사들이 말하는 소양 체질인과 열이 많은 사람, 고혈압인 사람이라는데 이런 사람들이 인삼을 섭취하면 안 된다는 것이고, 또 한편에서는 인삼을 많이 먹으면 죽을 때 고생한다는 것이어서 이런 풍설은 너무나 광범위하고 위력적인 상식으로 일반 국민에게 철저히 세뇌 되어져 있다.

그 때 마다 진땀이 빠지도록 설명하며 설득 시키는 것이 나의 일과의 전부가 되기도 하였다.

소양체질은 인삼이 안 맞아?
-사상체질론의 엉터리-

　사실상 당뇨병을 고칠 수 있다는 연구결과를 발표한 죄로 커피 한 잔 안생기는 고통스러운 봉사를 줄기차게 하여오고있는 것이다. 여기서 인삼 불신의 대표적 사례를 한가지 들어본다. 나의 은사인 서울대 명예교수인 류달영박사의 경우이다. 10년 가까이 당뇨병으로 고생하신다는 말씀을 듣고 홍삼 엑기스로 당뇨병을 치료하는 방법이 있다고 진언하니 일언지하의 거절이었다.

자기는 소양 체질이라서 인삼을 섭취할 수 없다는 것이다. 경희대 한방과 교수로부터 사상체질상 소양체질로 감별을 받았기에 인삼에는 접근을 하지 않겠다는 말씀이다. "선생님은 과학자이신데 그 비 과학적인 사상의학을 믿고 계십니까? 그 사상체질론은 현대의학에서는 비과학적이라고 무시하는데요...."하는 설명에도 완강히 사상체질론을 옹호한다. 그후 류박사는 서울대 명예교수인 오링테스트와 사상체질 연구가인 이 모박사를 다시 찾아가 다시 감별을 받아보니 여기서는 태양체질이라는 진단을 받고는 의심쩍어 또 다시 경희대로 가서 서울대의 결과를 애기하자 "저쪽이 틀렸다"기에 다시 서울대로 찾아가 경희대쪽의 애기를 하니 "경희대 쪽이 틀렸다"는 말을 듣고는 그제서야.

"그 사상 체질론이라는 것은 엉터리 중의 엉터리구먼..." 하는 결론을 내리고 나의 권유대로 홍삼엑기스를 섭취하기 시작했다. 그로부터 3개월 후 어느 농민단체의 총회에서 홍삼엑기스로 자신의 당뇨병이 완전이 치유되었다고 공표를 한 바 있다.

13 당뇨 환자가 주의 해야 할 사항

1. 혈당이 일시적으로 올라가는 경우

1. 식사량 너무 많을 때
2. 복용한 약물의 양이 부족할 때
3. 활동량(운동량)이 적을 때
4. 저혈당 반응이 일어난 후에
5. 감기약, 항생제 등을 섭취한 경우
6. 섬세한 신경성이나 스트레스를 받을 경우
7. 장거리 여행이나 급격한 생활패턴의 변화시

2. 혈당이 일시적으로 낮아지는 경우(저혈당)

앞에서 말한 혈당이 올라가는 경우와 반대 상황을 말다.
1. 식사량이 너무 적을 때

2. 복용한 약물의 양이 너무 많을 때

3. 운동량 지나치게 많거나, 심한 운동을 했을때

4. 식사시간을 늦추었을 때

3. 저혈당 반응

혈액속의 당분이 너무 작으면 저혈당 반응이 나타난다.
저혈당 시의 증상은

1. 심한 배고픔을 느끼게 되고

2. 기운이 빠져나가는 것 같이 힘이 없어지고

3. 지나친 음주 후 같은 느낌

4. 손발이 차가워지면서 식은땀이 흐르고

5. 손, 발 등 몸이 떨리고

6. 머리가 아파오고

7. 안색이 창백해지고 맥박이 약해져 빨리 뛰게 되며

8. 심하면 의식을 잃게 된다.

9. 혈당약의 과다섭취.

4. 저혈당 발생 시의 대책

저혈당 증상이 나타나기 시작하면 즉시 설탕물 등의

당분이들어 있는 음료수를 마신 다음 다른 음식물먹도록 한다. 만일 저혈당 상태가 심하여 스스로 위와 같은 조치를 취할 수 없는 주변 사람은 즉시 그러한 조치를 취해 주어야 한다. 그러나 의식이 없는 환자에게는어떠한 음식물도 먹어서는 안 되며 즉시 의사에게 연락하거나 구급차를 불러 인근병원으로 신속히 후송 해야한다.

14 잘못된 의료법을 격파하자

● 지금 발생되고 있는 질병 중 의사들이 못 고치는 질병은 전체 질병의 90%에 이른다고 폭탄선언을 했다. (미국의 저명한 의사 겸 의과대학 교수 Rovert S. Mendelshn 박사의 [나는 현대의학을 믿지 않는다]에서) 그런 무능한 의술을 우리의 의료법은 철저히 보호해 주고 있고 우리는 그 왜곡된 건강론만을 맹신하고 있다.

● 의사들이 못 고치는 질병을 민간이 고쳐주면 범법자가 되고 팽개치면 준법자가 되는 모순되는 의료정책이 현 국가의 제도이다.

15 일본 당뇨병 권위자의 헛소리

일본의 유명한 문예춘추(文藝春秋)에 일본 최고의 당뇨병 전문의라는 분의 당뇨병에 관한 대담기사가 실려 관심 있게 읽어 보았다.

일본 유명 잡지에 실려 나온 글이니까 한국 사람이면 누구나 큰 관심과 매력을 가지고 읽어 볼 욕심이 생기게 된다.

나는 오래 세월 당뇨병에 관하여 연구를 해왔고 또 국내 유명인들의 당뇨병을 고쳐 준 일이 있으나 나 보다도 더 훌륭한 원인론과 치료법이 있을 것으로 예상하고 큰 기대 속에 읽었다.

그 글의 첫 머리에 당뇨병은 현대 의학으로는 고칠 수 없는 질병이라는 글이 떴다.

그 말에 더 이상 그 글을 읽어볼 알맹이가 없을 것

으로 믿고 있었으나 그래도 필자는 일본의 북해도 대학 의학부를 졸업하고 미국의 록펠러 대학에서 당뇨병에 관하여 심층 연구를 한 실력이 있다기에 무엇 한 가지라도 건져 보겠다는 생각으로 그 많은 분량을 꼼꼼히 읽어 내려갔는데 내용이 정도에서 빗나가있어 그 내용에 대한 코멘트를 하여 독자들의 참고에 공여코자 한다.

1. 당뇨병은 과식하면 예외 없이 걸리게 되고 합병증이 발생 된다. 그리고 3년 만에 신경장해가 있게 되고 5~7년 후에는 신장 염이 생긴다?

이 설명에 대하여 나는 전적으로 동의 하지 않는다.
과식 하면 당뇨병이 생긴다는 것은 의학계 전체의 정설로 되어 있으나 실제로 탄수 화물은 아무리 먹어도 당뇨병이 생기는 것이 아니다.
동물성 식품을 과다섭취 할 때 동물성 지방질이 흡수 되어 이것이 췌장의 인슐린 샘구멍을 막아 분비가 안 되고 인슐린분비가 안되면 체내 인슐린 부족 상태가 되어 당뇨병이 새이는 것이다.
또 합병증이라 하였는데 합병증이 아니고 병발증이라야

옳다. 동물성 식품을 계속 과다섭취 할 때만이 병발증이 생기는 법이다. 합병증과 병발증을 모르고 혼동 사용하고 있다.

또 신경장애가 생긴다는 것도 틀리는 설 명이다. 당뇨병은 원천적으로 신경성 질환과 무관한 것이고 눈의 세막증 발생이 당뇨병 발생의 횟수와 관계가 있다는 것도 잘못된 판단이다. 세막증 발생은 당뇨병의 횟수와 관계있는 것이 아니라 혈당치의 높이와 관계가 있는 것이다.

2. 운동부족과 비만이 당뇨병을 발생시킨다?

운동과 당뇨병은 전혀 무관한 것이다. 따라서 운동부족이 당뇨병을 유발한다는 것이 아니다. 운동부족이 당뇨병을 유발 한다면 30년간 운동을 전혀 하지 않고 있는 나의 경우는 당뇨병의 중환자가 되어 있어야 하나 당뇨병 근처에도 가 있지 않다. 반대로, 나의 친구 중에 등산광이 있다. 건강 장수를 위하여 운동을 열심히 하고 있는 그는 오랜 세월 당뇨병으로 고통을 받아 왔다. 또 당뇨병을 고치기 위하여 열심히 골프를 치고 있는 다른 친구는 아무리 열심히 골프를 쳐도 당뇨병이 고쳐지지 않고있다는 푸념을 하고 있다.

또 비만이 당뇨병의 원인인 것으로 알고 있으나 이것도 잘 못 판단하고 있는 것이다. 비만이라고 해서 당뇨병에 걸리는 것이 아니고 동물성 식품의 과다 섭취에 있는 것이다. 탄수화물만 먹고 뚱뚱해진 사람은 절대로 당뇨병에 걸리지 않는다.

예를 들면 아프리카의 흑인들 중에 뚱뚱보가 많다. 목장과 돈이 없는 그들은 동물성식품을 거의 먹지 못하고 있어도 그들에게는 당뇨병이 없다. 그러나 흑인사람들 중에도 동물성식품을 과다섭취하고 있는 사람들은 당뇨병의 단골이 되고 있는 것이다.

3. 탄수화물을 억제하면 췌장이 강해지나 억제 못하면 약해진다?

이 의사는 당뇨병 발생이 췌장이 약해져서 생긴다고 생각하는 모양이다. 사실은 췌장이 약해져서가 아니라 췌장의 인슐린분비 샘구멍(Langerhans섬)이 막혀서 인슐린이 나오지 않아 당뇨병이 생기는 것이다. 샘구멍을 막는 것은 동물성식품 과다섭취에 의하여 지방질이 췌장에 쌓이기 때문이다. 그러니까 막힌 구멍을 뚫어주면 당뇨병이 치료가 되는 것이다. 뚫어주는 것은 Saponin(비누성분)이다. 당뇨병 최고 권위자가 이 원리를 모르고 있다.

4. 당뇨병은 유전병이기 때문에 유전인자가 있으면 당뇨병은 폭발적으로 발생한다.?

지금 우리나라 당뇨병 환자가 약400만 명이 된다. 만일 유전병이라면 옛날에도 당뇨병이 그리 많았어야 하는데 옛날에는 당뇨병이 거이 없었다. 이 사실을 의사들이 왜 모르는 척하고 있는지 모르겠다.

5. 스트레스가 당뇨병의 원인, 따라서 스트레스는 당뇨병의 대적이라고?

스트레스도 당뇨병의 원인이 아니다. 스트레스가 당뇨병의 원인이라면 수험 준비를 하고 있는 고 3짜리 학생이나 부부갈등으로 이혼 단계에 있는 부부 등은 모두 당뇨병 환자가 되어 있어야 한다. 기타 당뇨병에 관한 원인론 설명이 많으나 지면관계로 다 적지 못한다.

일본의 당뇨병 최고 권위자라는 의사가 이런 엉터리 소리를 하고 있으니 일본에서도 당뇨병환자가 엄청나게 많고 나날이 늘어가고 있는 실상인 것이다.

여기서 우리가 알아두어야 할 것은 건강문제도 일본 것이 라면 무조건 진실 또는 최고로 알고 있는데, 우리 것도 일본 것보다 우수한 것이 얼마든지 있다는 사실이다.

16 체험사례

■ 당뇨병 거짓말 처럼 사라지다 !

류달영 박사 (서울대명예교수)체험수기

나는 宗家집 외아들로 어렵게 태어났다. 어렵다는 것은 어머니가 30세에 初産으로 나를 낳았는데 難産이어서 나는 태어난 후부터 단 한모금의 母乳도 빨아 먹지 못하고 동네 부인들의 동냥젖으로 겨우 延命하며 자라났다. 우유도 없던 시절이라 나의 肉體는 형편없는 弱質일 수 밖에 없었다. 그럼으로 나는 어려서부터 건강에 남다른 주의와 노력을 했다. 그 결과 90세가 되는 오늘까지 急性胃腸手術을 위해서 병원 신세를 진 외에는 입원 治療한 일이 없다. 근래에는 잡지사, 신문사, 방송국 등 매스컴에서 나의 건강이 심심치 않게 話題가 된다. 그런데 작년부터 체중이 급속히 줄어들어 바지가 흘러내릴 정도가 되고 燥渴症도 생겼으며, 전에 없던 피로도 느끼게 되었다.

체중을 달아 보았더니 두달동안 6kg이 준 것이었다. 건강에 자신을 가지고 살아온 나도 걱정이 되어서 병원에 가서 종합진단을 한 결과 糖尿炳이라는 것이 판명 되었다. 내가 당뇨병으로 고생한다는 소문이 퍼지자 나를 아끼는 여러 친구들이 특효약이라고 사방에서 약을 구해다가 먹으라고 독촉을 하였다. 그러나 내용도 모르는 약을 이것저것 먹다가는 반드시 그 부작용으로 틀림없이 딴 병을 얻게 될 것이다.

아침마다 5km씩 걷는 것 외에는 약을 일체 먹지 않았다. 그러던 차에 나의 서울농대 弟子인 李皐卿박사가 홍삼정(紅蔘精)을 매일 25g씩 계속해서 服用할 것을 권고 하였다.

금년 봄부터 나는 이부경 박사의 권유대로 매일 홍삼정을 25g이상 복용하고 動物質 脂肪의 식사를 의식적으로 피했다. 50여년을 계속 먹어오던 우유도 콩으로 만든 두유밀로 바꾸었다. 운동과식사와 홍삼 복용의 세가지를 매일 성실하게 권유받은 대로 실행하여 왔다.

홍삼정을 하루 다섯 번 먹는 일은 쉬운 일이 아니다. 아침

부터 밤까지 公務로 뛰어다니는 나로서는 약 먹는 일을 잊어버리게 된다. 그래서 식탁에도, 책상에도, 침대에도, 사무실에도, 自家用車 안에도 홍삼정을 놓아 두고 눈에 뜨이는 대로 3~4g씩 홍삼정을 服用했다. 만 5개월 만에 血糖을 검사했더니 270mg에서 150mg으로 내려간 것이다.

그래서 나도 자신을 가지고 계속 운동, 식사, 紅蔘服用을 한결같이 성실하게 실천하여 왔다. 최근에는 110mg내외로 혈당이 떨어졌다. 의사도 이만하면 正常이며 完治되었다고 한다. 매일 사우나에서 만나는 친구들 중에는 糖尿炳 患者가 예상외로 많다.나는 그들에게 나처럼 운동, 식사, 홍삼정, 복용을 실천하라고 권고했다.

經過가 좋은 분들이 늘어나고 있다. 나의 생각에 병원에서 주는 약들은 어느 것이나 직접 혈당에만 관련된 약들이 틀림없다. 그러나 홍삼은 身體 全體의 건강에 크게 관련되어 있어서 治療濟로서는 더 없는 장점을 가지고 있다. 고치기 어려운 문명병(文明病)인 糖尿病도 이제는 홍삼정에 의해서 완치의 문이 열릴 것같다. 우리의 인삼이 좋다고 알고는 있었으나 이렇게 신비한효능이 있는 줄은 미쳐 몰랐다.

糖尿病으로 苦桶받고 있는 수많은 사람들의 健康 灰復을 위하여 한마디 남겨 둔다.

섭취 3개월 후에 탁월한 혈당강하 효과

김○○(충남 대전시 중촌동)

저는 금년 나이 46세로 체중이 72kg으로 누가 보아도 건강하게 보였던 체격이었습니다. 그런데 작년 봄부터 체중이 10kg이상 줄고 갈증이 심하게 와서 시간만 있으면 물을 마셔야 했습니다. 종합 진단을 받은 결과 혈당치가 485mg/dl의 심한 당뇨병으로 나타났습니다.

그후로 매일 병원에 다니면서 치료를 받았습니다. 병원 치료를 1개월쯤 하여 갈증 해소는 되었지만 혈당치는 크게 차이가 없어 계속 병원치료를 받던 중 이부경 박사님이 개발하신 홍삼엑기스를 3일에 1개씩(80g)섭취아였더니 혈당이 거의 떨어지고 갈증도 완전히 해소되었음을 알 수 있었습니다.

병원에서 1개월분씩 주는 약을 계속 섭취하면서 홍삼엑기스를 거르지 않고 복용하여 3개월후 부터는 혈당치가 120mg/dl로 정상화 되었고 체중이 다시 70kg으로 회복되었습니다.

현재도 병원 약은 먹지 않지만 홍삼엑기스는 3일에 1개씩(80g)을 계속 섭취하고 있습니다. 홍삼엑기스는 당뇨병 뿐만 아니라 위장에도 좋은 효과를 보였다고 느꼈습니다.

저와 같이 당뇨병으로 고생하시는 여러분들께 도움이 됐으면 해서 제 경험을 말씀드립니다.

홍삼엑기스를 섭취하고

김○○(경기도 의정부시 신곡동)

저는 현재 50대 중반으로 사업체를 운여하고 있습니다. 당뇨병에 걸린 지는 7년 정도 됩니다. 처음 혈당 수치는 공복에210 정도였고 식후 319까지 갔습니다. 병원에서 인슐린 주사와 약 3알을 처방받고 열심히 치료해 왔습니다.

그러던 중 이부경박사님의 이론을 친구 소개로 알게 되었고, 속는 셈 치고 섭취를 시작했는데, 3~4개월 동안은 별 진전없이 지내다가 마지막으로 생각하고 4개월 차에 들어섰는데 몸무게가 처음엔 4kg정도 빠지더니 현재는 10kg정도 빠졌습니다.

일단 살이 빠지기 시작하면서 피곤함이 덜해지고 몸이 가벼워지면서 혈당도 조금씩 내려가고 현재는 인슐린 주사는 끊었고, 약은 아침, 저녁으로만 먹고 있는 상태입니다. 현재 혈당은 공복 120~170 식후 230정도 유지합니다.이제 5개월째 접어들었고, 식생활은 1개월에 고기는 2~3회 정도 먹고있는데 혈당 관리는 잘 유지되고 있습니다. 이런 기회를 통해 이부경박사님께 감사하다는 말씀 드리고 싶습니다.

박사님도 오래오래 건강하시고, 앞으로도 당뇨로 고생하는 많은 분들에게 희망을 주시기를 부탁드립니다.

홍삼 엑기스의 위력에 감탄

김영필(국제 와이즈멘 아시아 지역 총재)

60세까지 YMCA 총무로 봉직하여 오면서 건강하게 지냈습니다. 그러던 어느 한 해 너무 더워 당분이 많이 들어 있는 청량 음료를 많이 마신 것이 원인으로 알고 있는데 목이 마르고 피곤이 오기 시작하더니 결국 당뇨병으로 고생을 하게 되었습니다.

사실상 당뇨병은 병이라기 보다는 인슐린 결핍 때문에 나타나는 신체쇠약 현상으로 그간 8년 동안 식이요법과 적당한 운동으로 조절하여 왔고 또한 헤아릴 수 없을 정도의 여러가지 약을 써 왔습니다.

그래서인지 당뇨병 증세가 악화되지는 않고 오늘 날 까지 살아오던 중 최근 홍삼 엑기스를 아침마다 식사전 물에 타서 한 컵씩 마시고 난 다음부터는 기분이 상쾌하여지고 피곤도 오지않아 놀라울 정도로 효과를 보게 되었습니다.

최근 외국에 여행을 자주하게 되는게 전에는 여행 때마다 피곤하였던 것이 지금은 아무 피곤도 느끼지 않고 있습니다. 흔히들 말하기를 홍삼도 인삼의 일종으로 보약에 불

과한 것으로 알고 있으나 본인의 경험으로는 물론 보약도 되지만 특히 신장의 기능을 증진시키는 것이라고 단언하고 싶습니다. 어쨌든 이부경 박사님이 개발하신 홍삼엑기스의 위력에 감탄할 뿐입니다.

국민의 건강은 국력이요, 효율적인
민간요법, 자연요법도 국가의 자원이다.
그자원을 적극 활용하라.

중국의 국가부주석 조남기 장군의 당뇨병 퇴치

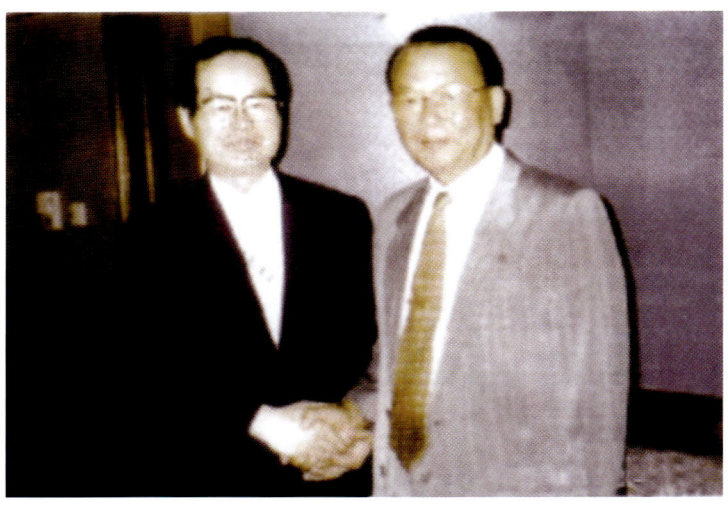

[중국의 국가부주석 조 남 기 장군의 당뇨병을 치료해주고 기념촬영 − 1995. 9. 1]

[환경적 요인]

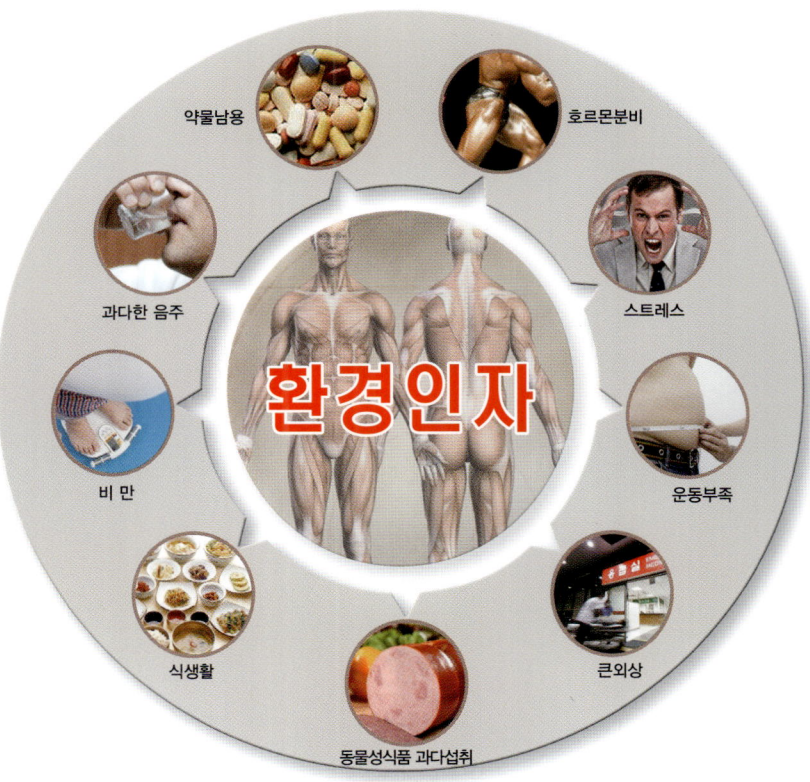

약물남용

호르몬분비

과다한 음주

스트레스

비 만

운동부족

식생활

큰외상

동물성식품 과다섭취

환경인자

◇◇한국 인간상록수 이 부 경◇◇

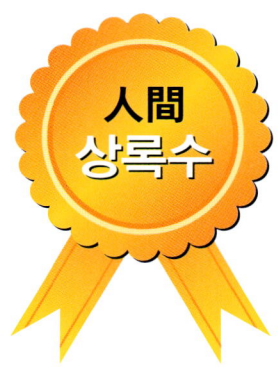

■ 포 상

녹조근정훈장

철탑산업훈장

녹조근정포장

국무총리상(우수공무원상)

국무총리상(창안상)

총무처 장관상

농림부 장관상

전매청정상

상록수문학 시인상

건강문화 창달상

전도왕상

(20명 신장 교회를 6개월 만에 100명 신자 교회로 부흥시킨 공로)

■ 업 적

농림부와 전매청 근무 중에...

◇ Mulching 재배법 개발보급(1969)

◇ 고구마 계약재배 성공으로 1년에 2년 분량 생산(1964) 부족 식량 보충

◇ 가을감자 개발 보급으로 1년 2회 감자 생산 공급체계 구축(1965)

◇ 잎담배 기적의 10만톤 돌파달성으로 수출 증가(1972)

◇ 담배 병해충 원색도감(우리나라 최초로) 발간(1973)

◇ Mulching재배 성공 위한 1200명 연초경작 지도사 특별교육
   (1969. 1 . 21부터 70일간) 및 연초경작 기술 현대화 시책 경력 추진

◇ 담배꽁초로는 산불이 안 난다 시험 연구 발표(1984)

◇ 절대 불가능이라는 잎담배 수납 부조리 척결대책 성취(1976)

◇ 판매부실로 12년치 선적한 전매공사 홍삼엑기스 일시에 소진판매
   (1989)

■ 퇴직후

◇ 당뇨병, 고혈압 원인과 치료법 개발 책자 발간

◇ 치매, 우울증 치료법 개발 책자 발간

◇ 내 사전에 불치병 없다 등 건강서적 10여 권 발간

◇ 농약 안 쓰는 농사법 개발 특허 수령

◇ 중국의 황사방지법 개발 중국 특허 수령

◇ 미국 일본 중국 대만 홍콩 브라질 필리핀 등 초청강연

◇ 토양미생물과 Green Powder 활용으로 신 농업기술 개발

◇ 너는 네 조국과 너 자신을 위해 신명을 바쳐라! 국가관 발간

(신간) 내 사전에 불치병이 없다 Ⅱ
[치료가능 내역표]

◇ 두통 편두통

◇ 어지럼증, 졸음증, 불면증

◇ 치매, 우울증 춘곤증

◇ 피칸슨 병, 동계

◇ 기억력 감퇴, 집중력 저하

◇ 목 디스크, 허리디스크

◇ 척추관 협착증, 선골통

◇ 좌골 신경통, 손발 저림

◇ 무릎 관절염, 퇴행성 관절염

◇ 발톱병, 습진, 무좀

◇ 발꿈치 병, 발바닥 병

◇ 둔부 근막통, 종아리 병

◇ 류머티스 통풍 옆구리 병

◇ 당뇨병, 고혈압

◇ 동맥 경화, 고지혈증

◇ 뇌졸증 중품

◇ 심근경색, 협심증

◇ 관상동맥, 협심증

◇ 만성 위염, 위궤양

◇ 간장염, 신장염

◇ 녹내장, 백내장

◇ 전립선 비대증, 생리통

◇ 변비, 치질

◇ 알레르시성 피부염

◇ 아토피성 피부염

◇ 축농증, 만성비염

◇ 두드러기

전국유명서점 판매중

홍삼엑기스를 이용한 당뇨치료 임상 결과
주요 일간지에 대서 특필

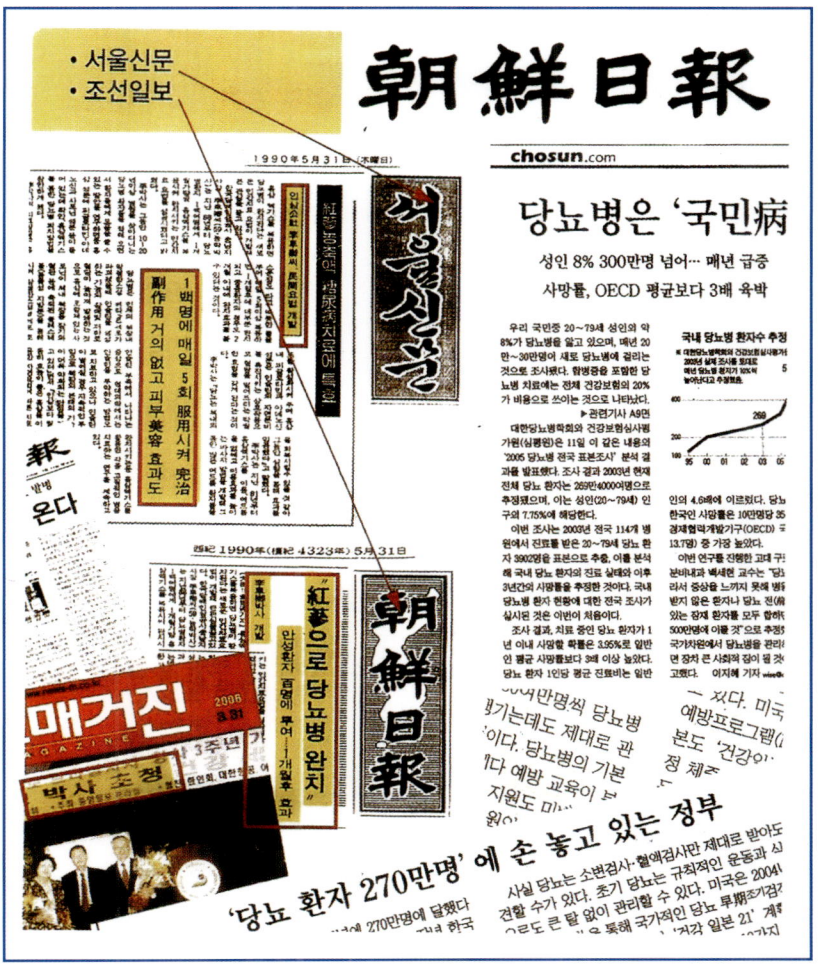

◇ 당뇨병을 정복하라! ◇

초판 인쇄 : 2019년 7월 25일
초판 발행 : 2019년 8월 10일

발 행 인 : 정 영 희 외 1명
발 행 처 : (유)한국영상문화사

등록 번호 : 2017-000109호
주 소 : 서울시 영등포구 신길로 23길 32
전 화 : 02-834-1806~7
FAX : 02-834-1802

정 가 : 7,000원

잘못 만들어진 책은 바꾸어 드립니다.

이 부 경 박사님 연구실
주 소 _ 경기도 안양시 동안구 관악대로 171 108동 203호
전 화 _ 031-383-0477